BEI GRIN MACHT SICH IHR WISSEN BEZAHLT

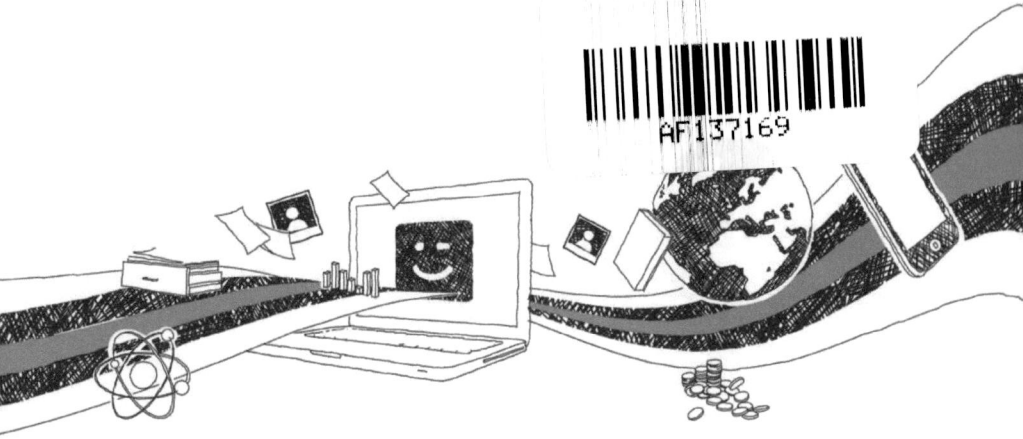

- Wir veröffentlichen Ihre Hausarbeit,
  Bachelor- und Masterarbeit

- Ihr eigenes eBook und Buch -
  weltweit in allen wichtigen Shops

- Verdienen Sie an jedem Verkauf

Jetzt bei www.GRIN.com hochladen
und kostenlos publizieren

GRIN

Kundenfürsorge und Kostendruck im privaten und ambulanten Pflegedienst. Motivation zur Selbstständigkeit der Gründer im Landkreis Vechta

Eine qualitative Datenerhebung

Tim Hilmes

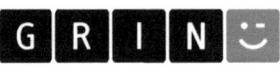

Bibliografische Information der Deutschen Nationalbibliothek:

Die Deutsche Nationalbibliothek verzeichnet diese Publikation in der
Deutschen Nationalbibliografie; detaillierte bibliografische Daten sind
im Internet über http://dnb.d-nb.de abrufbar.

ISBN: 9783346508225
Dieses Buch ist auch als E-Book erhältlich.

Druck und Bindung: Books on Demand GmbH, Norderstedt Germany
Gedruckt auf säurefreiem Papier aus verantwortungsvollen Quellen

Das vorliegende Werk wurde sorgfältig erarbeitet. Dennoch
übernehmen Autoren und Verlag für die Richtigkeit von Angaben,
Hinweisen, Links und Ratschlägen sowie eventuelle Druckfehler keine
Haftung.

Das Buch bei GRIN: https://www.grin.com/document/1133647

Universität Vechta

Motivationen zum Schritt in die Selbstständigkeit der Gründer privater, ambulanter Pflegedienste im Landkreis Vechta - Vereinbarkeit von gerechter Kundenfürsorge und Kostendruck?
–
Eine qualitative Datenerhebung

Hausarbeit im Fach
DM-7 Selbstständig Erwerbstätige im ländlichen Raum

vorgelegt am 07.01.2019 von:

Tim Hilmes
Studiengang: Management sozialer Dienstleistungen

Inhaltsverzeichnis

1. Einleitung

Erfolgreiche Unternehmer genießen in der breiten Öffentlichkeit ein hohes Ansehen. Mit ihnen attribuiert stehen Werte wie Tugendhaftigkeit, Strebsamkeit, Eifer und Beharrlichkeit. Beifallsbekundungen wie diese, allerdings stellen Unternehmer an sich recht eindimensional dar und reduzieren sie auf stereotypische Vorstellungen, die sich so nicht immer beständig auf die Realität übertragen lassen. Vielmehr sind sie in ihrem Tun individuell zu betrachten, sodann weitaus komplexere Bilder ebenjener gezeichnet werden können (Bögenhold und Fachinger, 2016, S. 5).

Ende des Jahres 2017 lebten in Deutschland 3,4 Mio. Pflegebedürftige, von denen rund 75% häuslich versorgt wurden (Statistisches Bundesamt, 2018, S. 8). Während 1,76 Mio. hiervon durch Angehörige gepflegt wurden, übernahmen ambulante Pflegedienste die Pflege für die anderen 830 000 Pflegebedürftigen (ebd., S. 16). Insgesamt befanden sich zu diesem Zeitpunkt 14 100 ambulante Pflegedienste in Betrieb, von denen 9 200 privat getragen wurden. Die Zahl der ambulanten Pflegedienste in privater Trägerschaft steigt (ebd., S. 10). Die Anzahl der in Niedersachsen ambulant gepflegten Menschen belief sich Ende 2017 auf 97 000, wobei die Region Vechta mit nur 39 Pflegebedürftigen pro 1 000 Einwohnern einen durchschnittlich geringen Wert aufwies. Zu dieser Zeit wurden etwa 55 000 Pflegebedürftige in der Region Vechta versorgt (Niedersächsisches Ministerium für Soziales, Gesundheit und Gleichstellung, 2017). Mit Einführung der sozialen Pflegeversicherung vom 26. Mai 1994 änderten sich die Rahmenbedingungen für die Selbstständigkeit im Sektor und der ambulanten Pflege an sich. Während vor Einführung die Finanzierung der Pflegebedürftigkeit privat zu regulieren war und bei finanziellen Defiziten die Kommune aushelfen musste, lagerte der Gesetzgeber von diesem Zeitpunkt an die Kosten durch die gesetzliche Änderung auf die Sozialversicherung um (Eisen, 2001, S. 77).

Das für vorliegende Ausarbeitung zugrunde liegende Forschungsinteresse ergab sich aus der Orientierung an der im Forschungsstand skizzierten Studie von Claudia Gather und Lena Schürmann. Folglich wurden die für di erwähnte Studie grundlegenden Parameter

Eintrittsmotive und -bedingungen in die Selbstständigkeit, die ausgebildete Erwerbsorientierung, die individuellen Erfolgsbestimmungen und die Handlungspraktiken der Selbstständigen für die Gestaltung des Interviewleitfadens für vorliegende Studie übernommen, um die vorhandene Forschungslücke für den Landkreis Vechta zu schließen.

Vorliegende Hausarbeit beschäftigt sich mit der Motivation zum Schritt in die Selbstständigkeit von Gründern privater, ambulanter Pflegedienste im Landkreis Vechta. Hierzu wird zunächst der Forschungsstand skizziert. Anschließend werden im Kapitel Methodik die verwendeten theoretischen Konzepte der Datenerhebung und -analyse vorgestellt, bevor die Untersuchungsgruppe eingegrenzt wird. Ziel der vorliegenden Ausarbeitung und Forschung ist es, angelehnt an die Studie von Claudia Gather und Lena Schürmann, variable Gründungsmotive von Gründern privater, ambulanter Pflegedienste im Landkreis Vechta zu identifizieren und zu beschreiben. Außerdem wird der Konflikt zwischen gerechter Kundenfürsorge und dem vorhandenen Kostendruck skizziert, bevor das Fazit gezogen wird.

2. Forschungsstand

Im folgenden Kapitel wird der Forschungsstand zum *Thema Motivation selbstständiger Betreiber ambulanter Pflegedienste im Landkreis Vechta – Konflikte zwischen Ökonomisierung und Wohlwollen?* dargestellt. Hierzu wird zunächst auf die Interviews und deren Auswertung von Thomas Geiß, Margit Raich und Mike Peters und anschließend auf die Studie von Claudia Gather und Lena Schürmann inhaltlich eingegangen und die Ergebnisse ihrer Forschungen angerissen.

2013 wurde eine qualitative Studie von Thomas Geiß, Margit Raich und Mike Peters mit dem Ziel, die Motivation und verschiedene Einflüsse von Unternehmern bezogen auf ihre Unternehmensgründungen im Dienstleistungssektor zu erfassen, publiziert. Die Studie trägt den Titel *Motivation und Einflussfaktoren auf unternehmerisches Handeln – Beispiel der Pfleger und Therapeuten.* Publiziert wurde diese Studie am 10. Januar 2013 in dem Online-Journal *HeilberufeScience.*

Methodisch wurden insgesamt 25 Selbstständige befragt. Darunter befanden sich 7 Pfleger, 10 Physiotherapeuten, 3 Ergo- und Logopädietherapeuten, ein Ökotrophologe und ein Heilpraktiker. Zugang zu den Selbstständigen fand man in Zusammenarbeit mit Organisationen, die NeugründerInnen beraten. Die zwischen Mai und Juli 2011 geführten Interviews erstreckten sich auf eine Länge zwischen 40 und 110 Minuten. Besagte Interviews setzten sich aus zwei Teilen zusammen, wobei im ersten Teil darauf abgezielt wurde,

Motivationen zum Eintritt in einen sozialen Beruf zu erfragen. Im zweiten Teil fokussierte man sich auf die derzeitige unternehmerische Handlungspraktiken.

Vorliegender Studie zufolge veranlassten folgende Einflussfaktoren die Selbstständigen zum Schritt in die unternehmerische Autonomie: Die Rahmenbedingungen des vorherigen Arbeitsplatzes, das soziale Umfeld, der eigene Wunsch nach Selbstständigkeit und Selbstverwirklichung, ein höheres Gehalt, welches durch die konservative Sichtweise auf die eigene Rolle des Familienversorgers als sehr positiv bewertet wird sowie die Möglichkeit, ein bestehendes Unternehmen unter günstigen Umständen weiterführen zu können.

Des Weiteren wurden die Befragten aufgrund ihrer Aussagen in zwei Gruppen eingeteilt, die zwischen aktiven und passiven Gründern unterscheiden. Aktive Gründer zeichnen sich hier durch eigenständiges und selbstverantwortliches Handeln aus. Sie möchten ihre Potenziale und ihr Können in ihrer beruflichen Tätigkeit beweisen und streben so nach Anerkennung und finanziellen Mehrwerten. Die als passiv kategorisierten Gründer hingegen streben weniger nach Selbstverwirklichung oder finanziellen Mehrwerten, sondern rutschten mehr durch äußere Umstände in die Selbstständigkeit. Sie lassen sich als umsichtig, karitativ und liebevoll charakterisieren und stammen eher aus sozialen Berufen wie dem des Krankenpflegers.

Claudia Gather und Lena Schürmann publizierten 2013 den Text mit der Überschrift *„Jetzt reicht's. Dann machen wir eben unseren eigenen Pflegedienst auf." Selbstständige in der Pflegebranche – Unternehmertum zwischen Fürsorge und Markt* in *Feministische Studien*. Mit dieser Veröffentlichung wollten die Autoren die Diskussionsgrundlage über die vieldeutigen Konsequenzen der damalig gesetzten Rahmenbedingungen der Arbeit in der Pflege zu erweitern. Vor dem Hintergrund der durch die seit Anfang 1995 in Kraft getretenen Pflegeversicherung und der damit einhergehenden sukzessiven Ökonomisierung der Pflege werden in der benannten empirischen Untersuchung verschiedene Handlungsstrategien der Selbstständigen in diesem Bereich skizziert. Durch 20 Interviews wurden Selbstständige während der Forschung zum Projekt *Der Erfolg selbstständiger Frauen* zu folgenden Schwerpunkten befragt: Eintrittsmotive und -bedingungen in die Selbstständigkeit, ausgebildete Erwerbsorientierungen, subjektive Erfolgsbestimmungen und entwickelte Handlungspraktiken. Beispielhaft wurden aus den Ergebnissen ihrer Forschung 4 Typen von Selbstständigen abgeleitet, die folglich kurz vorgestellt werden.

Beim ersten Typ handelt es sich um diejenigen Selbstständigen, die ihre moralischen und ethischen Ansprüche im Beruf ausleben möchten. Zumeist wurden ebendiese Ansprüche während der Ausbildung aufgebaut und konnten im alten Berufsumfeld aufgrund der o. g.

sukzessiven Ökonomisierung der Branche nicht adäquat umgesetzt werden. Während das Wohlergehen von Klienten und Mitarbeitern als oberstes Erfolgsziel gesehen wird, nimmt sich der Typ 1 selbst unter Inkaufnahme eines erhöhten eigenen Gesundheitsrisikos aufgrund von langen Arbeitszeiten sowie keinem wirklichen Urlaub zurück. Dauerhaft gilt diese Form des ganzheitlichen Engagements als schwierig zu bewältigen.

Typ 2 zeichnet sich durch eine gelungene Anpassung an die auf dem Markt vorherrschenden Zustände durch Spezialisierung aus. Hierbei handelt es sich um größere Pflegeunternehmen, die anfangs durch Anschaffung teurer Spezialgeräte oder Investitionen in qualifizierte Fachkräfte ein hohes Risiko auf sich nahmen, welches sich im Laufe der Zeit ausgezahlt hat. Diese Unternehmen charakterisiert ein stetiges Wachstum sowie sich der Pflegearbeit entfernende Gründer, die mittlerweile eher Funktionen des Managements ausfüllen.

Der dritte herausgearbeitete Typ erkannte das Potenzial des Pflegemarktes und identifizierte ihn erfolgreich als einen wachsenden. Im Gegensatz zu Typ 1 und Typ 2 stammen Gründer des Typs 3 weniger aus den Ausbildungsberufen der Pflegebranche, als vielmehr aus akademischen Umfeldern. Juristen und Betriebswirte werden genannt. Ihre Motivation ist die Aussicht auf wirtschaftlichen Erfolg. Damit einhergehend sehen sie sich durch eine hohe Nachfrage in ihrem Tun bestätigt, ihren Beitrag zur Problemlösung des Pflegesektors zu leisten.

Der vierte und letzte vorgestellte Typ ist als freiberuflicher Krankenpfleger tätig. Diese veräußern ihre Arbeitskraft in kleinem Rahmen direkt an Krankenhäuser. Vorangegangen sind in der Regel ganz reguläre Beschäftigungsverhältnisse in Pflegeeinrichtungen, die allerdings als zunehmend nicht mehr hinnehmbar empfunden wurden. Aufgrund hoher zeitlicher Belastung und fehlender direkter Anerkennung entscheidet sich Typ 4 für eine Soloselbstständigkeit, die ihn wieder direkte Wertschätzung erfahren und sich freier fühlen lässt. Selbstbestimmung und Anerkennung sind hier grundlegende Faktoren für eine gute Pflegearbeit.

3. Methodik

Im Folgenden werden Theorien der Datenerhebung und Datenauswertung beschrieben. Im Wesentlichen wurde sich diesbezüglich auf die Ausführungen von Siegfried Lamnek bezogen, dessen Werk *Qualitative Sozialforschung* (2010) als inhaltliche Grundlage bei der Planung, Durchführung und Nachbereitung der Interviews fungierte. Anschließend wird die Untersuchungsgruppe basierend auf der in den Interviews gewonnen Informationen näher charakterisiert.

3.1 Theorien der Datenerhebung und Datenauswertung

Da eine detaillierte Erörterung der Merkmale qualitativer Sozialforschung und die breite Darstellung des Studiendesigns den Rahmen dieser Arbeit sprengen würde, wird dieser Teil die wichtigsten Informationen zur Datenerhebung und Datenauswertung enthalten, die für diese durchgeführte Studie relevant sind.

Die Interviews wurden als klassische Leitfadeninterviews mit Experten geplant, um Daten zu erhalten, die auf die Motivation zum Schritt in die Selbstständigkeit von Gründern privater, ambulanter Pflegedienste im Landkreis Vechta schließen lassen. Geplant war eine persönliche, mündliche Kommunikationsform. Allerdings fanden einige Interviews auch als Telefoninterviews aufgrund von Zeitmangel der Interviewten oder aus praktischen Gründen statt. Beide Formen allerdings kreieren eine angenehme Atmosphäre. Es können Rückfragen gestellt werden und alle relevanten Daten erfasst werden. Um ein möglichst breites Spektrum der relevanten Informationen zu erhalten, wurden die Interviews an sich nur teilstandardisiert geplant. Die Sprache war die Alltagssprache. Durch teilweise mehrstündige Vorgespräche, bis zum Start des Interviews aufgebaute Sympathie und Empathie wurde eine angenehme Atmosphäre geschaffen. Die Interviewsituationen wurden so entspannt und starre Frage-Antwort-Muster gelockert. Ohne verschiedene Antwortkategorien vorzugeben, sollten die Fragen offen formuliert sein. Dies hatte den Sinn, die zu interviewenden Gründer nicht zu beeinflussen und ihnen ausreichend Platz für die Ausführungen ihrer Gedanken zu geben. Tatsächlich wurde ein weiches Interviewverhalten gewählt, um dem Interviewten das Erzählen über die persönlichen Motivationen zu erleichtern (Lamnek, 2010, S. 302ff.).

Die *Vier Phasen der Auswertung* nach Lamnek (2010, S. 367-371) dienen als Grundlage zur Datenauswertung, ohne auf sehr ausgefallene und besondere Auswertungsmethoden zurückzugreifen. Mittels der Diktierfunktion meines Smartphones wurden die Interviews aufgenommen. Diese Tonspuren wurden regelgerecht transkribiert und so transparent dargestellt. Vollständige Transkripte sind im Anhang vorliegender Arbeit enthalten. Hierbei wurden Gesprächspausen durch „..." markiert. Auf weitere Markierungen innerhalb der Transkripte wurde verzichtet, da diese als nicht besonders ausschlaggebend für die inhaltliche Bewertung des Gesagten identifiziert wurden.

Anschließend folgen die ersten sogenannten Einzelanalysen. Dabei werden weniger relevante Textpassagen gekürzt und die zentralen Textstellen fokussiert. Das ganze Transkript muss berücksichtigt werden, sobald die erste Deutung stattfindet. Im nächsten Schritt folgt eine sogenannte generalisierende Analyse. Hier können gewonnene Erkenntnisse, die über das Interview hinausgehen, genutzt werden und zur Interpretation beitragen. Als Beispiel in diesem

Fall könnten die im Forschungsstand genannten Studien oder theoretische Konzepte zur Motivationsforschung dienen. Mit der sogenannten Kontrollphase schließen die *Vier Phasen der Auswertung* ab. Stets von Wichtigkeit während der gesamten Interpretation ist die Beachtung der Gesamtheit der Transkription. Auch abschließend sollte daher ein letzter Abgleich stattfinden, um Unklarheiten auszumerzen.

3.2 Untersuchungsgruppe

Zunächst wurde der Standort Vechta der AOK Niedersachsen kontaktiert, um eine Liste aller im Landkreis Vechta tätigen privaten, ambulanten Pflegedienste zu erfragen, welche mir unkompliziert in einer Excel-Datei übermittelt wurde. Von diesen Informationen ausgehend wurde zunächst telefonisch versucht, mit den verschiedenen ambulanten Pflegediensten in Kontakt zu treten. Die jeweils ersten Gespräche mit den Gründern wurden genutzt, um mich und das Thema vorliegender Arbeit vorzustellen. Nach Darlegung der inhaltlichen Eckpfeiler wurde gefragt, ob Interesse bestünde, an der Studie durch ein Experteninterview teilzunehmen. Während einige Gründer die Anfrage aus Zeitmangel oder fehlendem Interesse ablehnten, konnten schließlich 5 verschiedene ambulante Pflegedienste für die Partizipation an der Forschung gewonnen werden.

Aufgrund des Forschungsinteresses der Motivation zum Schritt in die Selbstständigkeit wurden vorrangig in 4 von 5 Fällen die Gründer der ambulanten Pflegedienste selbst befragt. In einem Fall bot sich eine Stellvertretung an, um im Namen des Gründers zu sprechen, da dieser aus Gründen verhindert war. Während 60 Prozent der Interviews im persönlichen Gespräch innerhalb der Bürogebäude der ambulanten Pflegedienste stattfanden, konnten 40 Prozent im persönlichen Telefoninterview realisiert werden. Die Pflegedienste versorgen zwischen 60 und circa 350 Kunden. Hierzu sind zwischen 15 und 200 Mitarbeiter für die jeweiligen Pflegedienste im Einsatz. Alle 5 Pflegedienste bieten über die ambulante Pflege hinaus weitere Leistungen an, die sich über die Hauswirtschaft, die Betreuung, das Angebot der Tagespflege und betreutem Wohnen, Pflegeberatung und Hilfe bei der Beantragung von Hilfsmitteln sowie bei Antragstellung bei den Kostenträgern erstrecken. Während das geschätzte Alter der jüngsten Gründerin zwischen 35 und 40 liegt, war das der ältesten Person bei Durchführung des Interviews bei 69 Jahren zu verorten. Des Weiteren wird ein Pflegedienst von einem Gesellschafter, 3 Pflegedienste von 2 Gesellschaftern und 1 Pflegedienst von 5 Gesellschaftern geführt. Ausnahmslos in jedem partizipierenden ambulanten Pflegedienst sind Gründer zu identifizieren, die vor ihrer Selbstständigkeit als Krankenpfleger tätig waren. Folglich waren alle Gründer vor dem Schritt in die Selbstständigkeit in einem oder mehreren

Angestelltenverhältnissen beschäftigt. Darüber hinaus waren die Gründer teilweise in der Altenpflege, als Kinderkrankenpfleger und als Krankenpfleger für Anästhesie- und Intensivpflege tätig. Außerdem besitzen zwei weitere Gründer einen Hochschulabschluss in jeweils Architektur und Kommunikationswissenschaften und Publizistik.

3.3 Interviewleitfaden

Motivation zum Schritt in die Selbstständigkeit der Gründer privater, ambulanter Pflegedienste im Landkreis Vechta. Wirtschaftlichkeit oder Wohlwollen? – eine qualitative Datenerhebung.

Name des Interviewers: Tim Hilmes
Geschlecht/ geschätztes Alter des Befragten:
Funktion des Befragten:
Datum:
Ambulanter Pflegedienst:

Danke, dass Sie sich die Zeit für mich nehmen, ein paar Fragen zu meiner Forschung über die Motivation der selbstständigen Betreiber ambulanter Pflegedienste im Landkreis Vechta zu beantworten. Da ich Ihre Aussagen im Rahmen meines Studienprojektes an der Universität Vechta verwenden möchte, würde ich das Gespräch gerne aufzeichnen. Ist das in Ordnung? Es besteht natürlich auch die Möglichkeit, die Informationen nachträglich zu anonymisieren.

Interesse 1: Kommen wir zunächst zu einigen Eingangsfragen bezüglich Ihnen und Ihres Unternehmens.
- In welchem Jahr haben Sie Ihr Unternehmen gegründet?
- Wie viele Mitarbeiter beschäftigen Sie?
- Wie viele Kunden betreuen Sie zurzeit?
- Bieten Sie nur ambulante Pflege an?

Interesse 2: Ausgebildete Erwerbsorientierung
- Welche Vorbildung hatten Sie, als Sie sich mit dem ambulanten Pflegedienst selbstständig machten? (Beruf, Ausbildung, Weiterbildungen, Studium?)

Interesse 3: Eintrittsmotive in die Pflegebranche?
- Wie würden Sie im Nachhinein Ihre Hauptmotive und -gründe für den Eintritt in die Selbstständigkeit beschreiben?
- Wie waren damals die Umweltbedingungen für Sie?

Interesse 4: Subjektive Erfolgsbestimmungen?
- Wie definieren Sie den Begriff „unternehmerischer Erfolg"?
- Woran messen Sie Ihren Erfolg?
- Inwiefern tragen der zufriedene Kunde und die stimmenden Finanzen im Zusammenspiel zum Erfolg bei? In welchem Verhältnis stehen für Sie beide Parteien?

Interesse 5: Entwickelte Handlungspraktiken
- Sind Sie in der ambulanten Pflege tätig?
- Übernehmen Sie eher Verwaltungsaufgaben?
- Werden Pflege- und Arbeitszeiten strikt eingehalten oder besteht Platz für Spielraum?
- Werden außer den abzurechnenden Leistungen weitere unentgeltliche Gefallen für den Kunden erbracht?

Abschlussfrage
- Bezüglich der ambulanten Pflege und des eigenen Anspruchs an gute Pflege: Wie sind für Sie Kostendruck und gerechte Kundenfürsorge miteinander vereinbar?

(Der Leitfaden wurde konzipiert in Anlehnung an Gather und Schürmann, 2013, S. 225-235)

4. Ergebnisse

Folgend werden die verschiedenen Motive der befragten Gründer von privaten, ambulanten Pflegediensten im Landkreis Vechta dargestellt. Hierzu werden die Gründer nicht in verschiedene Typen eingeteilt, da sich bei Durchsicht der Ergebnisse herausstellte, dass der Schritt in die Selbstständigkeit meist durch verschiedene Motive beeinflusst wurde. Jeder befragte Gründer erzählte seine eigene Geschichte. Diese verschiedenen Geschichten unterstreichen die Individualität eines jeden Befragten. Zwar ist anzunehmen, dass sich verschiedene Motive durchaus überschneiden und weitestgehend auch parallel existieren können, allerdings wird sich trotzdem darauf konzentriert, die einzelnen Beweggründe jeweils für sich stehend auf Grundlage der Interviews herzuleiten und mit Zitaten zu belegen.

4.1 Die verschiedenen Motive

Bevor die einzelnen Motive dargestellt werden, wird kurz eine Erläuterung der Bedeutung des Wortes *Motiv* folgen. Motive stützen Entscheidungen, sofern sie durch den Handelnden bewusst angenommen werden können. Allerdings ist es nicht immer selbstverständlich, dass der Ausführende die genauen Motive für sein Handeln kennt. Außerdem besteht die Möglichkeit, dass der Ausführende sogenannte Scheinmotive vorschiebt, um die wahren Motive vor sich selbst versteckt zu halten. Nach Identifizierung der Motive passiert ein sogenannter Willensentscheid, der die theoretisch folgende Handlung bedingt. Motive besitzen die Fähigkeit, zu begründen, nicht aber praktisch zu verursachen (Pfänder, 1963, S. 153-154).

4.1.1 Unzufriedenheit im Angestelltenverhältnis
Einer 2018 in Berlin durchgeführten Studie zufolge ist die Arbeitsbelastung für Kranken- und Altenpfleger überdurchschnittlich hoch. Vor allem setzen die oft engen Zeitrahmen für die operativen Tätigkeiten am Klienten die ausführenden Kräfte unter Druck. Nach Umfragen, die im Zuge des *DGB-Index Gute Arbeit* durchgeführt wurden, fühlen sich 4 von 5 KrankenpflegerInnen durch ihren Arbeitsalltag gescheucht. Knapp die Hälfte der Befragten gibt an, aufgrund der vorherrschenden Umstände qualitative Einbußen in der Leistungserstellung hinnehmen zu müssen, um ihr Pensum schaffen zu können (Vogler, 2018, S. 60). Frau M. äußert sich zwar nicht über einen Mangel an Qualität, spricht allerdings von Stress, wenn sie

10

retrospektiv die Arbeit vor der Selbstständigkeit betrachtet: „es war einfach dieser Stressfaktor, den ich auf der Intensivstation erlebt habe. Dieses gleich handeln müssen. Dieses direkte im Notfall handeln zu müssen" (Frau M., Z. 55-57). Nach syntaktischer Analyse dieses kurzen Auszugs fällt hier besonders die Dopplung des Begriffs *handeln müssen* an den Satzenden auf, was die belastende Bedeutung der alternativlosen Notwendigkeit des 100-prozentigen Einsatzes während besagter Notfälle hervorhebt. Auch Frau Z. wollte nicht mehr „in diesem Bereich Anästhesie-Intensiv [...], und dann [wurde sich] überlegt, dann machst du mal diese ambulante Schiene" (Z. 84-86). Eine vorhergehende Unzufriedenheit charakterisiert allerdings nicht nur die GründerInnen, die vorher in der Intensivpflege tätig waren. Frau K., die den Geschäftsführer und Gründer des ambulanten Pflegedienstes, für den sie tätig ist, seit Gründung begleitet, zitiert ebendiesen mit den Worten, er wolle „jetzt nicht im Krankenhaus versauern, sondern andere Bereiche, die im Gesundheitsbereich sind, noch mit anbieten (Z. 61-62). Die gesetzten Rahmenbedingungen und im letzten Fall auch die gefühlt anregungsarme, karge Krankenhauslandschaft haben hier offensichtlich einen großen Teil zur Unzufriedenheit beigetragen. Die Unzufriedenheiten hier wurden durch die Arbeitsumgebung und die Arbeitsinhalte induziert.

Andere Perspektiven auf die Entwicklung von Unzufriedenheit im Angestelltenverhältnis liefern die Ausführungen weiterer InterviewpartnerInnen. So waren hier weniger Arbeitsinhalte und die Umgebung der auslösende Faktor. Folgende Ergebnisse stammen hauptsächlich von InterviewpartnerInnen, die sich im Angestelltenverhältnis bereits in einer leitenden Position befanden. So beschreibt Frau B. die Situation in ihrem ehemaligen Angestelltenverhältnis wie folgt:

> „ich hab ja alle bereiche in der stationären pflege durchgehabt – von nachtwache in den tagdienst, frühdienst, spätdienst, dann in der pflegedienstleitung und in der heimleitung und habe festgestellt, dass man immer mehr auch auf den wirtschaftlichen druck achtet, von oben. ja, das heißt, wenn mal in einer pflegeeinrichtung ein zwei wochen mal ein zimmer nicht belegt ist und mir in einer woche, was ja in der altenpflege mal passiert, auch mal 6 bewohner versterben, dann bekomme ich gleich von oben den druck: frau B.[...], der personalschlüssel stimmt nicht mehr, da sind gerade so und so viele gestorben, und deshalb müssen sie den und den, der gerade nur einen zeitvertrag hat, jetzt wieder rauswerfen. der zeitvertrag wird nicht verlängert. und danach hatte ich dann wieder die problematik, dass die zimmer belegt waren, aber ich wieder das personal

nicht hatte und ich wieder neues suchen musste und es wurde immer mehr mit
zeitverträgen gearbeitet und das hat mich unwahrscheinlich angepupst" (Z. 79-90).
Hier lagen Divergenzen zwischen den Vorstellungen der Vorgesetzten und den zukünftigen
Gründern bezüglich einer adäquaten Mitarbeiterführung sowie des Umgangs mit
wirtschaftlichen Interessen der Unternehmen vor. Frau B. gibt weiterhin an, dass „das
umzusetzen, was ich halt immer umsetzen wollte, was da, mit einem anderen Geschäftsführer
über mir, nicht immer möglich war" (Z. 98-100). Handlungsspielräume wurden beschnitten und
offensichtlich so sehr eingeschränkt, dass die ausgeführte Arbeit und die damit
zusammenhängenden zu treffenden Entscheidungen mit den zugrunde gelegten, ausgebildeten
moralischen Werten kollidierten. Ein ähnlich unbefriedigendes Szenario stellt Frau A. vor:

> „ich habe auch damals schon bei meinem früheren arbeitgeber in der stellvertretenden
> leitung gearbeitet und was immer sehr demotivierend war, dass man immer sehr viele
> vorgesetzte hatte. zack – zack – zack – die hierarchie war hoch. sehr hoch. und alle
> wussten immer alles besser. und es wurde ziemlich nach unten gedrückt. und das ist so
> ein motivationskiller. irgendwann kann man dann nicht mehr, außer in die krankheit zu
> gehen, weil man völlig gestresst und ausgepowert ist" (Z. 55-61)

Zusätzlich zu den beschnittenen Handlungsspielräumen werden hier die sehr hohen Hierarchien
und deren negativen Effekte auf Frau A. benannt. So wird hier vom Ziehen der Reißleine in
Form von Krankmeldungen geredet, weil die Situation sich offenbar teilweise so zuspitzte, dass
dies der letzte Ausweg war. Der Stress, die fehlende Power, die sterbende Motivation durch
Druck von oben und steile Hierarchien, die diesen Druck potenziell erhöhen, zeichnen ein Bild
der Hilflosigkeit im Angestelltenverhältnis. Zwar existierte der Wille, unbenannte Umstände
so zu gestalten, dass sie in das eigene Bild von guter Arbeit und Führung passten, allerdings
fanden Anregungen und Ideen wenig Gehör. Frau A. drückt sich weiter aus: „man ist
irgendwann ausgebrannt. man macht und tut und läuft da total gegen eine wand. war ein großer
arbeitgeber halt" (Z. 67-68). Ausnahmslos alle Befragten sprachen von unzureichend
zufriedenstellenden Umständen im Angestelltenverhältnis, bevor der Schritt in die
Selbstständigkeit folgte.

4.1.2 Idealistische Vorstellungen adäquater Mitarbeiterführung und inhaltlicher Arbeitsgestaltung

94% der Pflegebeschäftigten, die 2018 im Zuge des *DGB-Index Gute Arbeit* befragt wurden,
sehen den gesellschaftlichen Mehrwert ihrer Arbeit als positiv an. (arbeitsbedingungen pflege
s. 60) So wird der ausgeführten Tätigkeit als pflegerische Kraft eine positive Sinnhaftigkeit
zugeschrieben. Dies kann begründen, wieso die Unzufriedenen nicht gänzlich die Branche

wechseln, sondern aufgrund von idealistischen Vorstellungen von adäquater Mitarbeiterführung und inhaltlicher Arbeitsgestaltung innerhalb der Branche bleiben wollten. Frau P. äußert sich wie folgt: „nein, wenn man seine eigenen vorstellungen und ideen... man weiß ja wie man es gut machen könnte. wenn man das nicht umsetzen kann. ich finde, das ist eine große motivation, es anders und besser machen zu wollen. und das würde ich jetzt sagen. diese ideale" (Z. 63-65) So wurden Erfahrungen im Angestelltenverhältnis gesammelt, die aufgrund ausgebildeter Ideale nicht tragbar waren. Man wollte seine eigenen idealistischen Vorstellungen durch das eigene Unternehmen ausdrücken und weitergeben, da man das Know-How besaß, die für die Umsetzung notwendigen Handlungsspielräume allerdings nicht offenstanden. Frau A., die die sehr steilen Hierarchien im Angestelltenverhältnis kritisiert, benennt die nun in der Selbstständigkeit gegensätzliche Handlungspraktik: „und wir haben hier immer versucht, die hierarchien immer sehr flach zu halten. sehr sehr flach zu halten" (Z. 68-69). Der zuvor vorhandene Riegel, welcher sich vor den Toren der eigenen Ideale befand, konnte gelöst werden. Die Dopplung des Adverbs *sehr* verstärkt hier die ausgewiesen starke, mit Emotionen behaftete Richtungsänderung bezüglich erfahrener repressiver Führung.

Auch Frau B. äußert sich umfassend zu idealistischer Mitarbeiterführung und arbeitsinhaltlicher Gestaltung. So wiegt die Chance, die eigenen Ideale in die unternehmerische Praxis einfließen zu lassen mehr als der persönliche, wirtschaftliche Erfolg: „gar nicht mal an der wirtschaftlichkeit, gar nicht so sehr. denn verdienen tue ich noch lange nicht so viel, wie ich als heimleitung verdienen würde" (Z. 117-118). Explizit benennt Frau B. ihren gefühlten, persönlichen Erfolg und begründet ihn wie folgt:

> „der erfolg, den ich hier habe, ist einmal natürlich mein eigener herr zu sein. aber zum anderen auch der erfolg, dass ich keine fluktuation in der mitarbeiterschaft habe. die bleiben alle, die hier angefangen sind. die fühlen sich hier alle sehr, sehr wohl. die haben keine minus- oder überstunden. die sind nicht krank. wir hatten im jahr 2017, bei 16 mitarbeitern waren es damals noch, hatten wir insgesamt 21 kranktage. ich glaube, das sagt schon ganz viel. so war jeder vielleicht 1,1 tage krank. diese 21 tage sind ja wirklich nichts. daran messe ich den erfolg. die mitarbeiter fühlen sich wohl. und die kunden fühlen sich wohl. das merkt man ja" (Z. 118-126).

Hier wird der Erfolg benannt, sein eigener Herr zu sein und durch diese Stellung die eigenen Ideale durchsetzen zu können. Damit einhergehend wird sich auf die sehr zufriedene Mitarbeiterschaft bezogen und mit Daten, dass 16 Mitarbeiter im Jahr 2017 insgesamt 21 Tage arbeitsunfähig waren, belegt. Tatsächlich ist diese Statistik aussagekräftig. Mit 1,3 AU-Tagen im Jahr 2017 pro Beschäftigtem liegt die Einrichtung von Frau B. und Kollegen 14,8 Tage unter dem Durchschnittswert aller Beschäftigten der Betriebskrankenkasse (BKK) (Kliner, Rennert und Richter, 2017, S. XI). Hier trägt die Saat der idealistischen Vorstellungen ihre Früchte. Frau B. nennt die Inhalte ihres Idealismus an verschiedenen Stellen:

> „viel idealismus ist dabei [...] der vorteil ist hier, dass wir unser eigener wasserkopf sind. wir fahren alle selbst mit. dadurch kann ich auch gute gehälter zahlen, auch als privater pflegedienst, ohne caritasanbindung oder irgendeiner anderen institution. ja und kann halbwegs – ich sag oft zu den mitarbeitern: ihr könnt euch ein bisschen zeit lassen – die haben nicht so einen druck wie sonst" (Z. 105-112).

Frau B. versucht, den Zeitdruck von ihren Angestellten zu nehmen und nimmt dafür wirtschaftliche Einbußen in Kauf. Des Weiteren steht das Ideal der zufriedenen Mitarbeiterschaft teils über dem eigenen Wohl der Gesellschafter: „also, man hat dann schon... also ich hab immer 12-stunden-tage. man ist eben selbst und ständig. wir machen auch wenig urlaub, und deswegen. weil wir uns nur 2 mal im jahr 5 tage urlaub gönnen, können unsere mitarbeiter 6 wochen urlaub bekommen" (Z. 146-148). Dieses Durchsetzen der eigenen Ideale unter Aufopferung wirtschaftlicher und persönlicher Vorzüge scheint wiederum, wie bei den anderen in diesem Kapitel benannten Gründern, begründet in negativen Erfahrungen im Angestelltenverhältnis: „die mitarbeiter selbst hatten ganz viele überstunden und daher habe ich dann gedacht: mensch, deine philosophie hier, dass in deiner einrichtung dein geist schwebt und dass du für die mitarbeiter da sein willst und für die bewohner, das lässt sich so unter diesem wirtschaftlichen druck nicht erfüllen" (Z. 90-94). Auffällig für die Inhaber der idealistischen Motive in vorliegender Ausarbeitung ist, dass diese sich vor dem Schritt in die Selbstständigkeit in leitenden Angestelltenpositionen befanden und ihnen durch den äußeren Druck ihrer Vorgesetzten ihre Machtbefugnisse wenig Befriedigung gaben, sofern bestimmte Ideale nicht eingehalten werden konnten.

4.1.3 Familiäre Motive

Ein weiteres Motiv zum Schritt in die Selbstständigkeit der befragten Gründer privater, ambulanter Pflegedienste waren sich verändernde, familiäre Umstände, die in beiden zu benennenden Fällen mit Krankheit und Pflegebedürftigkeit naher Angehöriger zu tun hatten. Frau P. sprach von der Wiedererkennung der eigenen Verwurzlung im Heimatort nach 24-jähriger Abwesenheit. Durch die Pflegebedürftigkeit ihrer Mutter wurde ihr bewusst: „dann haben wir es erlebt mit unserer mutter in damme, die war sehr pflegebedürftig. wir haben jeden urlaub, jeden freien tag nur noch hier verbracht. dann, als sie gestorben ist, und wir unserer familie wieder sehr nahegekommen sind, und unsere freunde, und gemerkt haben, hier ist ja noch unser leben" (Z. 78-82). Dieser Umstand führte vielleicht nicht zwangsläufig zur Gründung des ambulanten Pflegedienstes, allerdings rief er ihnen die Möglichkeit einer Niederlassung im Ort hervor, in dem sie aufgewachsen war. Das mit der Gründung des ambulanten Pflegedienstes engere familiäre Motiv besaß allerdings Frau Z. Durch ihre Beschäftigung als Pflegekraft in einem großen ambulanten Pflegedienst im Landkreis Vechta war sie erste Ansprechpartnerin für die Verwandtschaft bezüglich des Themas Pflegebedürftigkeit:

> „genau, und ich hatte so viele überstunden, und wenn du jetzt mal krank wirst, dann haste für alles irgendwie umsonst gearbeitet und das wollte ich auch nicht und ich hatte im familiären umkreis so viel pflegebedürftige, die mich immer ansprachen, kannst du wohl... schwiegermutter war krank, schwiegervater war krank, meine mutter war krank, die ich gerne versorgt habe, um gottes willen, und dann war da noch ne tante, und ein behindertes kind in der verwandtschaft, und, ja, ich als sogenannter pflegeexperte wurde dann beauftragt, was ich dann gerne gemacht habe. da habe ich dann gedacht, die ganzen überstunden, die ganzen sonderaufgaben, dass man das irgendwie verbindet, da habe ich gedacht mensch, machst du dich selbstständig, da kannst du da leute hinschicken, brauchst nicht alles selber... ich wollte ja helfen. irgendwie. auch in meiner verwandtschaft gerne" (Z. 100-109).

Das Gründungsmotiv der sich verändernden familiären Umstände trifft auf niemanden der Befragten mehr zu als auf Frau Z. Die Notwendigkeit, 5 verschiedene pflegebedürftige Menschen innerhalb der Familie mit adäquater Pflege zu versorgen, gebar die Idee zum Schritt in die Selbstständigkeit. Ob die geleisteten Überstunden mit der pflegerischen Versorgung der Angehörigen zusammenhängen oder durch die allgemeine Tätigkeit in der ambulanten Pflege zustande kamen, ist schwer zu beurteilen, allerdings stellte die Aussicht darauf, verschiedene Pflegearbeiten entlastend delegieren zu können, sich als weiterer Grund zum Schritt in die Selbstständigkeit heraus. Erstgenannte Gründerin wurde durch die Pflegebedürftigkeit ihrer Mutter darauf aufmerksam gemacht, dass ihr Leben im Heimatort trotz längerer Abwesenheit nicht aufgehört hatte, zu pulsieren, um anschließend daran einen ambulanten Pflegedienst zu eröffnen. Zweitgenannte Gründerin überzeugte die Notwendigkeit der Versorgung der pflegebedürftigen Verwandtschaft im engeren Umfeld und die Möglichkeit, durch die Selbstständigkeit Aufgaben auch mal abgeben zu können.

4.1.4 Wirtschaftliche Vorzüge
Ein weiteres Motiv für die Gründung privater, ambulanter Pflegedienste sind auch die wirtschaftlichen Vorzüge, die die Selbstständigkeit mit sich bringt. Obwohl das

Gesundheitswesen „keine goldgrube" (Frau K., Z. 85) ist, versuchen die Selbstständigen trotzdem, finanzielle Boni zu erwirtschaften: „also ich muss sagen... ich sehe das ganze schon positiv. es ist auch wenn man das alles in anspruch nimmt, was man alles in anspruch nehmen kann, darum ist mir die beratung auch so wichtig. auch die kundenberatung. da ist ein ganz großes spektrum auch an geldern. und man ist immer verblüfft, wenn man kunden berät, was sie alles gar nicht wissen, was es gibt" (Frau Z., Z. 225-228). Durch eine adäquate Kundenberatung schaffen Frau Z. und ihr Team es, die Wirtschaftlichkeit der eigenen Unternehmung durch Aufklärung der Kunden zu erhöhen und sehen diesen Teil als wichtiges Element ihrer Arbeit an. Weiterhin gibt Frau Z. an: „aber man ist ja auch geschäftsfrau, der rubel oder der laden muss ja auch laufen. jetzt meine pdl, die achten schon darauf, dass das, was man leistet auch refinanziert kriegt. also, wir wollen ja wohl 3 stunden anbieten, wenn ich die 3 stunden refinanziert bekomme" (Frau Z., Z. 207-210). Nur durch die Bestätigung und den gefühlten hohen gesellschaftlichen Nutzen der pflegerischen Tätigkeiten lässt sich ein ambulanter Pflegedienst nicht finanzieren, weshalb auf einen angemessenen Einzug finanzieller Mittel geachtet wird. Frau K. nennt die Ausweitung des Angebots des ambulanten Pflegedienstes über weitere im sozialen Bereich angesiedelte, gewinnbringende Projekte wie die Tagespflege oder Senioren-Wohngruppen. Als weiterer Erfolg verbucht Frau K. ein hohes Ansehen durch gute geleistete Arbeit:

> „es ist natürlich der erfolg den er erzielt, nicht nur der finanzielle, aber auch die firma hat ein gutes, hohes, positives ansehen, das ständig steigt, wodurch man natürlich auch mehr kunden bekommt, mitarbeiter die gerne arbeiten hier. ja gut, finanziell, im gesundheitswesen, da brauch man nur in die zeitung gucken. dass das keine goldgrube ist, kann man sich vorstellen. aber man versucht durch die verschiedenen anderen bereiche, die wir jetzt auch eröffnet haben in den letzten jahren, da noch ein bisschen was zu machen. (Z. 81-87)

Nach Interpretation der Interviews wird das Gefühl vermittelt, der wirtschaftliche Aspekt der Selbstständigkeit im ambulanten Pflegedienstbereich spielt trotz der in diesem Kapitel genannten bejahenden Äußerungen bezüglich einer funktionierenden Wirtschaftlichkeit eine eher untergeordnete Rolle, wenn es explizit um die verschiedenen Gründungsmotivationen der Selbstständigen geht.

4.1.5 Selbstverwirklichung

Das Motiv der Selbstverwirklichung schwingt bereits teilweise in den Unterkapiteln *Idealistische Vorstellungen adäquater Mitarbeiterführung und inhaltlicher Arbeitsgestaltung* und *Unzufriedenheit im Angestelltenverhältnis* mit. In diesem letzten Unterkapitel wird das

Motiv der Selbstverwirklichung allerdings noch einmal explizit beleuchtet, ohne auf die bereits genannten Ausführungen aus vorherigen Kapiteln einzugehen. So spricht Frau P. davon, sie wollte schon sehr lange etwas Eigenes, Spannendes erschaffen: „ich wollte das schon sehr sehr lange. ich bin sehr experimentierfreudig und innovativ und habe visionen. und ideen. und wollte es schon sehr lange in einem bereich... pflegestützpunktmäßig wollte ich schon sehr lange so einen service... rufzentrale. sowas, das waren so meine ersten ideen" (Z. 46-51). Dass es dann der ambulante Pflegedienst wurde, war wohl ihrer Vorbildung sowie den familiären Umständen geschuldet. Außerdem war es „ne sache von neugier. von etwas gutes hinzukriegen, ne. es ist die neugierde daraus was neues zu machen, was spaß macht, wo man freude dran hat. das abenteuerliche" (Z. 75-78). Aus diesen Zitaten sprechen Schöpfungsfreude und Ambitionen, eigenständig zu handeln und die Lust darauf, neue Bereiche des Sozialwesens erkunden zu können. Genau wie Frau P. den nächsten Schritt durch den Gang in die Selbstständigkeit wagte, kann Frau K. passend hierzu zitiert werden:

> „also begründen kann man das mit dem jahr. 1995 wurde die pflegeversicherung eingeführt. da schossen quasi allgemein viele pflegedienste aus dem boden und für herrn schwill war es so, dass er sagte, er möchte mit der selbstständigkeit den nächsten schritt machen. und im krankenhaus gab es jetzt nicht viele möglichkeiten sich noch zu erweitern. da hatte er großes interesse dran. und dann hat er sich entschlossen, einen pflegedienst zu eröffnen" (Z. 46-51).

Bezogen auf das Motiv der Selbstverwirklichung konnten die eigenen Interessen im vorherigen Angestelltenverhältnis nicht den Nährboden finden, den sie brauchten, um die eigenen Ambitionen an eine wirtschaftlich, persönlich und sozial ertragreiche Zukunft zu sichern. Die Selbstverwirklichung bezieht sich außerdem auf die Möglichkeiten, die sich durch die Selbstständigkeit erhöhenden Chancen auf Erweiterung der Aufgabenvielfalt ergeben können.

4.2 Vereinbarkeit von gerechter Kundenfürsorge und Kostendruck

Eine gerechte Kundenfürsorge und der Kostendruck sind unter Einbußen der wirtschaftlichen Liquidität, dessen Tragweite hier nicht näher erläutert wird, sowie unter persönlichem Einsatz der Gründer, Führungstage sowie Mitarbeiter der Pflegedienste miteinander zu vereinbaren. So gibt Frau B. zu verstehen:

> „so wie wir das durchführen, kann man das gut schaffen. weil wir eben diese 5 sind, die an der basis mitarbeiten. sonst ist es bestimmt schwierig, das zu machen. wenn ich mir so vorstelle, ich mache einen pflegedienst auf und bin reinweg geschäftsführer und nur im büro, kann ich im grunde genommen nur sparen beim personal. das personal

bekommt dann eben wirklich nur den mindestlohn. und das ist ja das fatale bei vielen privaten pflegediensten, dass die, wenn die noch klein sind, einmal ne gute leistung bringen sollen vom gesetzgeber her und müssen eine mindestanzahl an mitarbeitern stellen, sonst bekommen sie gar nicht den versorgungsvertrag. und sie sollen schon vernünftig lohn zahlen, haben aber gar nicht so viele kunden. also das ist schon nicht so einfach, da zerreißt man sich schon ganz schön" (Z. 238-248).

Aufgrund des Vorhandenseins von 5 Gesellschafterinnen im ambulanten Pflegedienst von Frau B. können diese ihr Fundament, bestehend aus Idealen und Überzeugungen, nutzen und auch mal länger arbeiten, sich weniger Urlaub gönnen sowie Touren fahren und einspringen im Krankheitsfall oder zu besonderen Anlässen, um die Mitarbeiter zu entlasten, ihnen gute Löhne zu zahlen und ihnen dadurch ermöglichen, gute Arbeit am Klienten zu leisten. Ähnlich argumentiert auch Frau A., die sagt: „uns ist es wichtig, dass es unseren kunden gut geht. das steht immer an oberster stelle. unseren mitarbeitern vor allen dingen gut ght. und äh, es ist, bei meinem früheren arbeitgeber sag ich mal, hatten wir für eine insulinspritze 3 minuten, und wenn wir 4 minuten gebraucht haben, war das 1 minute freizeit. da gucken wir nicht drauf. so lange wie es dauert, dauerts" (Z. 304-307). Dadurch, dass nicht genau auf bestimmte Zeitvorgaben geschaut wird, weil auch sie selbst die Arbeit am Klienten kennt und weiß, dass es ab und zu nicht anders geht, als den Zeitrahmen zu sprengen, sollen die Mitarbeiter auch keine Hetze während ihrer Tätigkeit spüren. Frau A. nimmt die finanziellen Einbußen diesbezüglich hin und sieht eine gerechte Kundenfürsorge als wichtiger an als die Wirtschaftlichkeit in dem Sinne, dass kleinlich auf jede Minute geschaut wird, obwohl es auf ihre Kosten als Gründer und Geschäftsführer geht. Frau Z. hingegen sieht in ihrer Wirtschaftlichkeit als Gründerin des ambulanten Pflegedienstes und der gerechten Kundenfürsorge weniger das Problem, als mehr in der gerechten Bezahlung für die Mitarbeiter in der Branche:

„das könnte mehr sein, und ich wünsche mir auch, was ich schon sagte, mit der refinanzierung, dass das auch besser von den kassen vergütet wird. unsere arbeit. dass wir auch unsere mitarbeiter noch besser bezahlen können. das ist natürlich jetzt auch in der presse ganz wichtig. und wenn man das nicht macht, weiß ich nicht, wer die leute auf dauer alle pflegen soll. also wir haben motivierte mitarbeiter, die sind ganz hervorragend. aber was ich mir sehr wünsche, die müssen besser bezahlt werden wir liegen immer im guten level – das sagt man uns jedenfalls von außen, und, aber, wie gesagt, ohne mitarbeiter braucht man nichts machen, und die sollen wirklich noch einen besseren lohn noch bekommen..." (Z. 241-249).

Es wird deutlich, dass alle Befragten, auch unter Berücksichtigungen der verschiedenen Motive für die Gründung der privaten, ambulanten Pflegedienste, eine gerechte Kundenfürsorge mindestens gleichwertig zum Kostendruck sehen, teilweise sogar aus verschiedenen Gründen höher bewerten.

5. Fazit

Mit großem Interesse wurden die Interviews geplant und gemeinsam mit den Interviewpartnern durchgeführt, die sich allesamt als äußert kommunikativ, interessiert und aufgeschlossen zeigten. Diese offene Grundhaltung erleichterte uns vorliegende Forschung. Hierdurch konnten die Ergebnisse erzielt werden, die vorhergehend umfangreich dargestellt wurden und im Folgenden nochmal gebündelt werden sollen.

Das wohl meist vertretene Motiv für den Schritt in die Selbstständigkeit der Gründer privater, ambulanter Pflegedienste im Landkreis Vechta stellt die Unzufriedenheit im Angestelltenverhältnis dar. Diese hatte im Wesentlichen zwei Ausprägungen, die sich auf der einen Seite auf den gefühlten Stress durch die Arbeitsinhalte, auf der anderen Seite auf den gefühlten Stress durch den Druck der Vorgesetzten beziehen. Letzteres Verspüren von latentem Druck führt zum anschließenden Motiv, welches idealistische Vorstellungen von adäquater Mitarbeiterführung und inhaltlicher Arbeitsgestaltung umfasst. Die ambitionierten, zukünftigen Gründer fanden angesichts teilweise starr abgesteckter Rahmenbedingungen nur wenig Raum für innovative Ideen und adäquate Mitarbeiterführung und fühlten sich in ihren Idealen untergraben, sodass durch den Schritt in die Selbstständigkeit Raum hierfür geschaffen werden sollte. Familiäre Beweggründe stellen das dritte Motiv dar, welches 2 der 5 Interviewpartner betraf und einmal das dominante und einmal ein eher nebensächliches Motiv für den Schritt in die Selbstständigkeit darstellte. Das Motiv der Selbstverwirklichung beinhaltet Argumentationen der InterviewpartnerInnen, die in den erstgenannten Beweggründen verwendet wurden und stellt ein Motiv dar, welches vermutlich wenigstens unbewusst auf jeden Interviewpartner zutrifft, auch wenn es nicht immer explizit benannt wurde. Das Motiv der wirtschaftlichen Vorzüge wurde verhältnismäßig selten benannt. Unter Inkaufnahme von Abstrichen bezüglich der Wirtschaftlichkeit des Unternehmens sind eine gerechte Kundenfürsorge und der vorherrschende Kostendruck miteinander zu vereinbaren, wobei alle Befragten hier Probleme auf verschiedenen Ebenen sehen, die hauptsächlich die gerechte Bezahlung der Mitarbeiter sowie die Einhaltung der starren, durch das Gesetz vorgegebenen Zeitvorgaben betreffen.

6. Literaturverzeichnis

Bögenhold, D., Fachinger, U. (2016): *Berufliche Selbstständigkeit. Theoretische und empirische Vermessungen.* Springer Fachmedien, Wiesbaden. S. 5.

Eisen, R. (2001): 5 Jahre Gesetzliche Pflegeversicherung: Eine Zwischenbilanz. In: Schmähl, W., Ulrich, V. (Hrsg.): Soziale Sicherungssysteme und demographische Entwicklungen. J. C. B. Mohr (Paul Siebeck), Tübingen. S. 73-94.

Gather, C., Schürmann, L. (2013): Jetzt reicht's. Dann machen wir eben unseren eigenen Pflegedienst auf. Selbstständige in der Pflegebranche – Unternehmertum zwischen Fürsorge und Markt. In: Casale, R., Gather, C., Hark, S., Kuster, F., Othmer, R., Wischermann, U. (Hrsg.): *feministische Studien 2/ 13*. Lucius und Lucius, Stuttgart. S. 225-238.

Geiß, T., Raich, M., Peters, M. (2013): Motivation und Einflussfaktoren auf unternehmerisches Handeln. Beispiel der Pfleger und Therapeuten. In: *HeilberufeSCIENCE 4/ 2*. Springer-Verlag, Wien. S. 63-72.

Kliner, K., Rennert, D., Richter, M. (Hrsg.) (2017): Gesundheit und Arbeit – Blickpunkt Gesundheitswesen. MWV Medizinisch Wissenschaftliche Verlagsgesellschaft, Berlin. S. XI.

Lamnek, S. (2010): Qualitative Sozialforschung. Beltz Verlag, Weinheim, Basel. 5. Auflage. S. 302-371

Niedersächsisches Ministerium für Soziales, Gesundheit und Gleichstellung: „Leistungsempfänger der Pflegeversicherung 2017 in Niedersachsen (regionale Gliederung)": https://www.ms.niedersachsen.de/startseite/themen/pflege/zahlen-und-fakten-zur-pflege-14070.html (Abgerufen am 30.12.2018 um 11:24).

Pfänder, A. (1963): Phänomenologie des Wollens. Motive und Motivation. Verlag Johann Ambrosius Barth, München. 3. Auflage. S. 153-154.

Vogler, C. (2018): DGB und ver.di stellen Umfrage-Ergebnisse vor – Bedingungen in der Pflege besonders hart. In: *Heilberufe/ Das Pflegemagazin 70/ 10*. Springer Medizin Verlag, Berlin. S. 60.

Statistisches Bundesamt (2018): Pflegestatistik – Pflege im Rahmen der Pflegeversicherung. Deutschlandergebnisse 2017.